I0076092

$T d \; \begin{smallmatrix} 62 \\ 113 \end{smallmatrix}$

NOSOLOGIE

—

CAUSES DES ÉPIDÉMIES

DE

FIÈVRES TYPHOÏDES,

Au milieu des populations rurales du Jura et du Doubs.

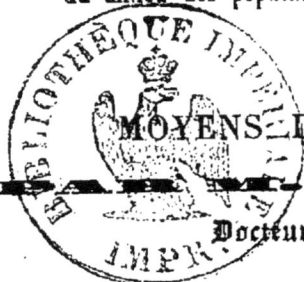

—

MOYENS DE PRÉSERVATION,

PAR M. GERMAIN,

Docteur-Médecin à Salins.

BIBLIOTHÈQUE IMPÉRIALE

*Ubi de morbis contagiosis agitur, num-
quam satis cavemus dum cavemus.*
(RAMAZZINI.)

Dans les épidémies de fièvres contagieuses, on ne saurait trop prendre de précautions pour s'en préserver.

Si, dans les temps ordinaires, le devoir du médecin est d'étudier les causes des maladies régnan-
tes, afin de connaître la nature du mal et les
moyens de le guérir, à plus forte raison ces recherches étiologiques sont-elles indispensables lorsqu'on est appelé à donner ses soins dans les épidémies de nature contagieuse, qui affligent parti-
culièrement certaines localités.

Les documents transmis par l'expérience des

temps passés, sur l'origine de ces fléaux populaires, deviennent un enseignement pour en prévenir le retour ou, du moins, pour étouffer la contagion dans son propre foyer et l'empêcher de se propager au dehors : tel est le but que je me propose d'atteindre, au sujet des moyens préservatifs à employer contre les causes qui engendrent et propagent lesépidémies typhoïdiennes, dans les communes rurales de notre département.

Frappé de l'impuissance de l'art, dans la plupart des cas graves que présente cette maladie; de l'incurie des habitants autant que de l'insuffisance des mesures sanitaires ; de l'absence d'agents préservateurs de cette fièvre, si ce n'est l'immunité acquise à ceux qui ont déjà payé tribut à cette maladie, j'ai cherché depuis longtemps à découvrir les éléments qui engendrent cette affection morbide, dans les lieux où elle se déclare plus fréquemment avec un caractère d'endémicité ; et c'est l'étude de ces causes, ainsi que celle des moyens de les faire disparaître, que j'expose dans l'*Annuaire*, afin de donner à ce travail la plus grande publicité, persuadé que chacun doit contribuer par ses efforts à propager la vérité et les instructions utiles, quand elles doivent servir au bien public. On comprend que pour donner une solution à cette question de prophylaxie, digne de fixer au plus haut point l'attention des magistrats chargés de veiller à la conservation de la santé des populations, il faut, je le répète, remonter à l'origine du mal, indiquer ses agents de transmission, ainsi que la corrélation des effets et des causes. Avec ces inductions de philosophie médicale, on arrive d'une manière certaine à rétablir la salubrité par des assainissements et à poser les bases d'un traitement préservatif aussi rationnel que fécond en résultats avantageux.

Causes prédisposantes de la fièvre typhoïde.

L'aptitude à contracter cette maladie, parmi les habitants de nos petites localités, provient : 1° de la situation topographique du pays ; 2° de la nature géologique des terrains ; 3° des cours d'eau sujets à de fréquentes submersions à travers un sol imperméable, qui offre très-peu de déclivité ; 4° l'hygrométricité de l'air ; 5° les phénomènes météorologiques ; 6° les variations brusques de la température ; 7° le voisinage des lieux maréca-geux ; 8° les habitations basses, humides, rendues encore plus insalubres par la malpropreté ; 9° les émanations du fumier déposé devant les maisons ; 10° une nourriture insuffisante, non réparatrice, malsaine ; 11° la boisson d'eau viciée et corrompue ; 12° des travaux excessifs ; 13° l'âge de puberté dans les deux sexes ; 14° les constitutions pluvieuses, la saison d'été et celle d'automne ; 15° les dépôts vaseux après le curage des mares situées au milieu ou non loin des villages.

Causes déterminantes.

Parmi les causes qui déterminent spontanément cette maladie, il faut placer en première ligne la contagion, ensuite l'encombrement ou la réunion habituelle de personnes entassées dans un local étroit, bas, malpropre, privé d'une suffisante aération ; le miasme humain devient alors un poison septique d'une très-grande activité ; il attaque de préférence ceux qu'une indisposition, un état muqueux gastro-intestinal disposent à recevoir cette infection. De là l'origine des fièvres muqueuses typhoïdes, si généralement répandues dans nos campagnes, en raison de la température basse et humide de cette région, de ses brusques variations ; ensuite et toujours sous ces influences d'insalubrité, la contagion se transmet des individus typhisés à ceux qui les fréquentent et leur donnent des soins assidus sans

prendre les précautions que commande la nature
de cette maladie. Ainsi l'homme s'empoisonne lui-
même, et reçoit les poisons typhogéniques du dehors. Nous allons étudier le mode d'action de ces
derniers sur notre organisation, en rattachant à
des causes connues les effets qui en résultent, afin
d'établir sur cette base une méthode préservative
qui embrasse successivement tous les éléments d'insalubrité, et donne les moyens de les détruire par
des mesures hygiéniques et de police sanitaire faci-
les à exécuter; et afin d'éviter des répétitions inutiles, et donner à ce travail le plus de concision, je
prends pour champ de mes observations la première vallée longitudinale du Jura; elle offre, dans
un cadre raccourci, les principaux éléments géné-
rateurs de l'affection typhoïde constatés en partie
dans le reste du département. Le Recueil des actes
administratifs de la préfecture nous montre à l'article statistique des épidémies, que celles de fièvre
typhoïde ont été six fois plus fréquentes, parmi les
villages de cette vallée, que dans les pays placés
sur les plateaux voisins, toute population étant d'ailleurs égale. Il vient naturellement à l'esprit de se
demander à quoi tient cette prédominence typhoïdienne. En voici les motifs ; ils ont une telle puissance d'autorité, qu'ils résument toutes les causes
typhogènes précédemment énumérées.

La grande combe dont il s'agit traverse la zône
moyenne de nos monts dans toute sa longueur, soi-
xante kilomètres, ouverte du nord-est au sud-ouest;
elle est située entre la 2e et la 3e chaîne du Jura,
limites des bois résineux. Le fonds de ce bassin
offre une pente presque insensible : il est occupé
par un dépôt de marnes plastiques oxfordiennes,
dans lesquelles des cours d'eaux, sujets à de fréquentes submersions, se creusent un lit sinueux.
Cette zône se divise en trois bassins principaux,
qui ont une isothermie et une élévation au-dessus
de la Méditerranée à peu près égales, 550 à 600

mètres. Celui de Lemuy, au canton de Salins, est traversé par le ruisseau des Joncs ; l'Angillon trace ses contours sinueux dans la plaine de Vers, non loin de Champagnole ; la Torreigne se perd dans les crevasses du sol de la petite combe du Vernois, près d'Orgelet. C'est à la partie supérieure des monts de Salins, au bas de la troisième chaîne, que se trouve la ligne de partage des eaux ; au nord elles se rendent à la Saône, tandis que la pente sud-ouest les déverse au Rhône ; la Combe d'Aïn, en se prolongeant au canton de Clairvaux, relie les deux premiers vallons à celui du Vernois, et de là jusqu'à Avignon-les-Saint-Claude. La direction de cette vallée permet un accès facile au vent pluvieux du sud-ouest ; la nature imperméable du sol oxfordien qui retient les eaux à la surface, son défaut de pente nous rendent compte de l'excès d'hygrométricité, du règne de la pluie, des gelées blanches et d'un brouillard local étendu sur cette dépression longitudinale des monts, où règne constament une température variable, froide et humide ; des miasmes fétides s'exhalent de ce bassin marécageux, ils sont produits par la décomposition des matières putrescibles en contact avec les chaleurs estivales, après que les eaux se sont retirées.

Les anciennes constructions sont presque toutes enfoncées dans la terre jusqu'à l'ouverture de la fenêtre ; l'espace a été réservé aux écuries et aux greniers destinés à l'approvisionnement du bétail. Une chambre étroite, humide, mal éclairée, est habitée par le cultivateur et sa nombreuse famille ; elle couche dans ce réduit obscur où l'on cuit les aliments pour les gens et les bêtes, et rien n'est changé à cet ordre de choses, même dans les cas toujours fréquents de maladie.

Cette insalubrité est encore augmentée par les dépôts de fumiers entassés devant les maisons : leurs égouts s'infiltrent à travers les fissures de rochers jusqu'aux citernes et aux fontaines publiques, en sorte que durant les sécheresses, lorsque les eaux tarissent, elles prennent une teinte brunâtre, irisée à la surface, qui se couvre de bulles soulevées par des gaz infects, dégagés de matières en putréfaction. Ces eaux, qui servent de boisson aux habitants, ont une odeur tellement repoussante que les animaux refusent d'en boire.

Sur la lisière des bois qui bordent cette grande combe, la moisson des céréales est en partie détruite et avariée au moment de la floraison et pendant la maturité, par les gelées blanches, les brouillards, la rouille; en sorte que la récolte de ces blés gâtés, dont la paille se couvre de taches brunâtres, est bien loin de suffire à la nourriture des habitants; elle se compose de pain de mauvaise qualité fait avec un mélange de blé et d'orge auquel on associe des racines accomodées avec un peu de lait, du vieux sérat ou second fromage, que ces pauvres gens préfèrent quand il est rempli de vers et tombe en pourriture; ajoutez à ce régime débilitant dans quelques localités, la boisson d'une eau viciée et corrompue; et c'est avec ces éléments d'énervation, qui font prédominer la lymphe sur la plasticité du sang, que ces habitants, aussi mal logés que nourris, sont livrés sans réaction, au milieu de travaux improductifs, à toutes les influences délétères qui les environnent. Faut-il s'étonner maintenant si ces populations malheureuses sont décimées par les épidémies de fièvre muqueuse typhoïde, tandis que les épizooties enlèvent leur dernière ressource en faisant périr le bétail dans les étables.

Chose bien digne de remarque: les pays dans lesquels la fièvre typhoïde prend un caractère endémique, sont ceux où l'on observe la fréquente invasion de la péripneumonie épizootique des bêtes à cornes. J'avais déjà eu occasion de faire connaître, dans un Annuaire précédent, cette fâcheuse coïncidence, en signalant l'influence presque invariable des mêmes causes dans la production de ces deux maladies contagieuses, et même leur simultanéité, attestée par les vétérinaires de cette région du Jura.

Ces études préliminaires mettent l'organisme de l'homme en rapport avec les grands modificateurs qui agissent sur sa constitution, et le disposent aux maladies. Ainsi, ces notions étant acquises, elles nous permettent d'établir un lien logique des causes avec les phénomènes morbides qu'elles déterminent.

Une température variable, froide et humide, une alimentation insuffisante pour réagir contre ces influences, qui dépriment les forces, s'opposent aux fonctions de la peau, font refluer vers les muqueuses digestives les exhalations cutanées, et, avec elles, les humeurs viciées ou mal élaborées destinées à être éliminées par la surface des téguments ; toutes ces perturbations fonctionnelles sont de nature à occasionner dans ces hautes vallées, ainsi que l'observation le confirme, le règne endémique des épidémies de fièvre muqueuse; il prendra le caractère typhoïdien, dans le cas où ces mêmes habitants, avant de tomber malades, étaient exposés aux miasmes des marais, qu'ils faisaient usage d'aliments avariés, d'eau corrompue, ou que, durant la première période du mal, les fiévreux couchaient dans une chambre dépourvue d'une suffisante aération.

Causes prouvées par l'expérience des auteurs et les faits que j'ai observés.

L'endémicité des fièvres typhoïdes sur les plateaux de la Picardie, a été attribuée à l'imperméabilité des terres argileuses de cette province ; les eaux retenues à la surface du sol, saturent l'air d'humidité, et l'imprègnent d'exhalaisons humatiles.

Dans un rapport fait à l'Académie de médecine de Belgique, 30 décembre 1848, M. de Masserman affirme que le typhus qui a régné à Bruges, dépendait d'un empoisonnement par le miasme des marais. M. Ancelon, médecin à Dieuze (Meurthe), a observé que les fièvres typhoïdes se font remarquer

tous les trois ans parmi les habitants du vaste étang
d'Indre-Bassé, qu'on rend à la culture après l'avoir
empoissonné pendant deux années. Des éruptions
de charbon et des épizooties se manifestent en même temps que le régne épidémique des fièvres graves, lorsque cet étang a été desséché.

Une mare qui sert à abreuver le bétail, s'étend
au milieu du village de la Chapelle-d'Huin (canton
de Levier, Doubs). Tous les dix ans, on enlève la
vase du fond de ce réservoir d'eau, et, chaque
fois, comme à l'époque décennale actuelle, ce curage donne lieu à une épidémie typhoïdienne qui
enlève une grande partie de la jeunesse de ce pays
L'endémicité de fièvre muqueuse typhoïde, obser-
vée à Boujailles, commune voisine de la précé-
dente, provient également des miasmes infects
exhalés des terrains vaseux mis à découvert, au
milieu de cette commune, pendant les chaleurs
de l'été.

Ces faits pathologiques ont reçu la sanction de l'expérience depuis notre conquête de l'Algérie, où les
médecins militaires observèrent des endémies typhoïdiennes à type rémittent, sur les rivages marécageux
de la mer. Tant que les matières sujettes à se putréfier
restent cachées sous l'eau, elles sont inoffensives; mais
elles se changent en poisons septiques pour les hommes et les animaux, dès que, mises à découvert, elles
éprouvent le contact de la chaleur atmosphérique;
l'énergie délétère de ces miasmes s'accroît en proportion de l'humidité et du degré élevé de température auquel les matières putrescibles sont soumi-
ses. MM. Petit et Serres ont remarqué, dans la période de 1816 à 1820, que les maçons qui leur fournissaient les premiers sujets d'observation de la
fièvre entero-mesentérique (typhoïde), habitaient
les rues sales et étroites aux environs de l'Hôtel-de-
Ville et de la place de la Grève; ils étaient entassés,
au nombre de 18 à 20, dans des chambres basses,
non aérées, malpropres, et se nourrissaient de viande

de charcuterie avariée. M. le docteur Scouttetten a fait naitre à volonté sur des chiens la fièvre ty- phoïde, avec ces caractères anatomiques, en les nourrissant de viandes gâtées, ne leur donnant à boire que de l'eau corrompue, et les forçant à sé- journer dans des lieux sombres, humides, dont l'air était saturé de miasmes provenant de leurs aliments et de leurs excrétions. (Article *Entérite* du dic- tionnaire de médecine et de chirurgie, page 306.)

Les fumiers aux abords des maisons sont une cause d'insalubrité de l'air et de typhisme. Il est à remarquer que sur 90 relations d'épidémies de ce genre adressées à l'académie de médecine, les au- teurs s'accordent à attribuer à la présence des fu- miers l'influence la plus fâcheuse. (Piorry.)

Des égouts de plusieurs fumiers, en s'infiltrant dans les couches de la terre, infectèrent l'eau du puits qui servait à abreuver les élèves du petit sé- minaire de Nozeroy (Jura); on ignorait d'où pro- venait l'odeur infecte exhalée de cette eau, à laquelle j'ai dû rattacher, en 1821, l'origine d'une fièvre ty- phoïde grave parmi les jeunes gens de cet établis- sement, situé dans une position très-salubre, et où les soins hygiéniques sont surveillés avec la solli- citude la plus éclairée. Le puits de Lamarre, hameau du canton de Salins, se trouve dans les mêmes con- ditions d'insalubrité dont je viens de parler. En été, l'eau de ce réservoir est brunâtre, se couvre de bulles et d'une pellicule irisée; les animaux refusent d'en boire, tant cette eau est altérée par le mélange des égouts de fumiers situés au-dessus de ce puits. Depuis 50 ans et au-delà, les fermiers de ces granges éprouvent très-fréquemment des fièvres graves con- tinues, et leurs troupeaux sont atteints d'épizooties, maladies très-rares ou presque inconnues dans les autres granges des environs.

En 1852, l'épidémie typhoïdienne qui exerça ses ravages à Thésy, canton de Salins, ne reconnaissait pas d'autre cause à son début, de l'aveu même des habitants, qui buvaient avec répugnance l'eau de leur fontaine communale, altérée par les infiltrations des fumiers déposés aux environs de la source, dont l'eau coule sur un plan incliné de rochers. Cette disposition orographique, très-commune dans nos montagnes, facilite l'écoulement des matériaux liquides des engrais placés en amphitéâtre le long du trajet de ces eaux jusqu'à la fontaine publique.

Dans une période décennale de 1840 à 1850, il a régné à Aiglepierre, canton de Salins, cinq épidémies de fièvre muqueuse typhoïde : les eaux de la fontaine, construite au-dessus de la pente d'un rocher portlandien, s'épanchaient au bas des fumiers de la rue basse de ce village, et pénétraient ainsi corrompues sous les planchers des maisons, dont la principale entrée est au-dessus du niveau du chemin. Depuis qu'on a donné une autre direction au trop-plein de cette fontaine, les épidémies ne se font plus remarquer dans cette commune.

La disette de 1817 donna lieu, dans notre département et à Censeau en particulier (canton de Nozeroy), à de nombreux cas typhoïdiens; ils provenaient d'une nourriture non réparatrice de la plus mauvaise qualité. L'orge et l'avoine, moisson des hauts plateaux du Jura, avaient été récoltées sous la neige. Ces céréales, avariées et sans maturité, fournissaient des sucs viciés à la digestion et au sang : elles occasionnèrent une fièvre typhoïde, par corruption des sucs digestifs que les anciens auteurs appelaient *febris à colluvie*.

Mais de toutes ces influences pathogéniques, il n'y en a point qui prédisposent d'une manière plus générale au typhisme, comme l'excès d'hydrométricité associé aux exhalaisons des marais. Partout les mêmes résultats morbides se reproduisent avec des causes semblables. Remarquez, dans la région de la plaine de notre département, les lieux les plus souvent submergés par de grandes rivières privées d'encaissement : là vous trouverez le règne de la fiè--

vrc typhoïde. Dans le canton de Villers-Farlay, elle prend un caractère endémique. A Chamblay et à Ounans, lieux submergés par la Loue, ainsi qu'au Grand et au Petit-Noir, communes du canton de Chemin, dont le territoire est inondé par les débordements du Doubs, dans ces régions du Jura, une athmosphère brumeuse, des habitations humides, basses, couvertes de chaume, une nourriture exclusivement féculente, des eaux de puits saumâtres, déterminent un état muqueux qui prend le caractère typhoïdien, quand l'air est saturé de miasmes fétides, exhalés des terrains après les submersions. J'ai dû insister sur ce sujet d'étude hygiénique, parce qu'il domine la question relative à la recherche des causes du typhisme parmi les communes rurales du Jura.

Dans tous ces cas, l'appréciation de la cause peut servir à éclairer la nature de la maladie, et *vice versa*.

Cette causalité morbigène émane d'un principe actif de septicité, qui porte une atteinte profonde à l'hématose.

Cette altération des molécules sanguines, jointe au voile de stupeur étendu sur les traits du malade, distingue des autres affections fébriles, l'état typhoïdien occasionné par un empoisonnement miasmatique spécial du sang (hémo-toxie). Il a son temps d'incubation, ses périodes, des caractères anatomiques particuliers, le privilége de l'immunité accordé à ceux qui ont présenté les symptômes de cette fièvre putride, et la propriété de se transmettre par voie de contagion. Le dernier terme de cette définition me conduit à l'étude de cette contagion, de son mode de transmission et des circonstances qui en développent les foyers de propagation. Il est impossible d'élever le moindre doute sur cette contagiosité au sein de nos communes rurales; elle est admise avec unanimité par les médecins chargés des épidémies dans le Jura et les autres départements. Le plus généralement, son foyer générateur

est produit par les miasmes qui s'exhalent, à une
certaine période de la maladie, du corps et des excrétions des typhisés placés dans de mauvaises conditions hygiéniques. Ces émanations doivent être
considérées comme cause éminemment détermi --
nante; leur transmission a lieu d'un individu atteint
de cette maladie à un autre en santé; l'absorp -
tion de ce miasme s'effectue le plus souvent par les
poumons. Cette influence délétère est subordonnée
à l'intensité virulente des miasmes typhogéniques,
à leur degré de concentration, à l'élévation de la
température, au nombre des malades couchés dans
une même chambre, à l'oubli des soins de propreté
et de salubrité; c'est un feu qui s'accroît par tous
les éléments capables de l'activer, dont la moindre
étincelle devient un foyer d'incendie et de destruc-
tion.

La propagation de cette infection dans les lieux
plus ou moins éloignés des épidémies typhoïdes,
s'effectue par le transport des malades ou des convalescents : ils deviennent à leur tour des foyers am-
bulants de cette contagion. Il est encore un autre
mode de transmission de cette affection, et ce n'est
pas le moins rare : comme l'incubation du mal a
une durée variable de quinze à vingt jours, j'ai vu
souvent des domestiques qui portaient le germe du
mal en incubation, venir de communes contagiées
pour entrer au service dans d'autres localités; ils ne
tardaient pas à tomber malades, et à infecter la famille de leur nouveau maître, qui jouissait de la
santé la plus parfaite avant l'arrivée de ces servi-
teurs. La transmission est d'autant plus rapide que
les miasmes septiques sont versés dans un air ra-
rement renouvelé, et que les personnes qui assistent
les fiévreux ont des prédispositions individuelles,
comme les veilles, l'énervation à la suite d'excès, de
travaux forcés, de privations, le chagrin, la frayeur
qui dépriment les forces. Cette aptitude est encore
plus grande chez les jeunes personnes des deux

sexes à l'époque de la puberté, chez les femmes au
moment de la menstruaction, ou à la suite des couches ; il en est de même des affections vermineuses
de la gastricité, ainsi que des embarras muqueux,
gastro-intestinaux : ils disposent plus particulière-
ment à cette infection. On cite comme des excep-
tions, des cas de fièvres typhoïdes dans le bas âge
et la vieillesse ; l'immunité est acquise à ceux qui
ont été déjà atteints gravement de cette maladie.
Quelques personnes sont réfractaires à cet empoisonnement miasmatique, et peuvent en porter sur
elles les germes transmissibles à d'autres, sans être
infectées.

Seize malfaiteurs de la bande de Pancrace-Mayet,
enfermés dans un cachot de la geôle de Lons-le-
Saunier, comparurent aux assises du Jura, durant
les chaleurs excessives de l'été 1812 ; ils répandi-
rent la contagion typhoïdienne au milieu de cette
ville ; le président du tribunal, quelques-uns des
juges et un grand nombre d'habitants qui assistè-
rent à ces débats judiciaires, succombèrent à cette
maladie.

Ces prisonniers n'éprouvèrent aucun dérangement
dans leur santé. Les annales de la science avaient
déjà consigné un fait semblable, qui se passa aux
assises d'Oxford en 1577.

Nous tirons de cette relation la conclusion évi-
dente : 1° que l'on peut porter sur soi la contagion
typhoïde, sans en éprouver les effets ; 2° que l'encombrement dans un endroit obscur, humide et mal
propre, développe spontanément dans le miasme
humain les éléments infectieux typhogéniques. Aux
assises de Lons-le-Saunier, une distance de 25 à 30
mètres séparait le public et les magistrats des ac-
cusés. Plus la somme des conditions d'insalubrité
sera grande, plus aussi la contamination aura lieu
à des distances éloignées, auxquelles il est impossible de fixer des limites absolues.

Les cadavres des personnes qui ont succombé à

cette affection, deviennent des foyers excessivement
actifs de contagion, lorsque, déposés dans un local
non aéré, peu spacieux, ils ont atteint un degré
avancé de décomposition.

Les excrétions des fiévreux dans les derniers temps
de la maladie, les linges et objets de literie souillés
par les évacuations, sont des causes de contagion ;
leur entassement en augmente la virulence.

On doit craindre que le principe reproducteur du
mal ne soit pas éteint parmi les convalescents, lorsqu'il s'opère encore quelques excrétions morbides,
soit à la peau soit dans la muqueuse intestinale,
telles que les sueurs nocturnes, une desquamation
des téguments, de la diarrhée, et que la chute des
cheveux continue, accompagnée d'une sueur d'odeur
spéciale au cuir chevelu.

La contagion peut acquérir une telle puissance
d'intoxication, que le poison miasmatique porte immédiatement son action délétère sur les centres ner-
veux, sans passer par la période d'incubation.

En 1812, je fis avec mon ami Rosset l'autopsie
d'un prisonnier espagnol, mort de fièvre putride
typhoïde à l'hôpital de Lons-le-Saunier ; et aussitôt
nous éprouvâmes les premiers symptômes de cette
maladie, qui fut d'une extrême gravité ; et cepen-
dant tous les deux nous avions été variolés. Je
m'arrête à cette circonstance : elle mérite de fixer
un moment l'attention, et rentre dans le sujet qui
nous occupe. M. Bretonneau, célèbre médecin de
Tours, a assimilé la fièvre typhoïde à une éruption
variolique intestinale (psorinenterie). M. Ancelon,
médecin à Dieuze (Meurthe), s'est emparé de cette
idée ; il prétend que la fréquence actuelle des épidémies de ce genre datait des progrès imprimés à
la vaccination. L'académie de médecine a fait jus-
tice de cette opinion dangereuse par une complète
réprobation. On compte un nombre égal de typhisés parmi ceux qui ont été variolés ou vaccinés
avec succès ; ce qui ne devrait point avoir lieu si

l'on admettait le système du médecin de Dieuze ;
d'ailleurs cette fièvre grave ne se fait pas remarquer
plus souvent qu'avant la vaccination ; la seule diffé-
rence est dans la dénomination de fièvre maligne
putride, qu'on lui donnait autrefois. — Peut-être
arrivera-t-on, en suivant une autre voie d'analogie,
à trouver, dans la vaccination, des sécrétions morbides des typhisés mêlées à du lait, un agent de
préservation de la fièvre typhoïde. Cette expéri-
mentation se recommande à l'attention des médecins des épidémies : d'après les essais tentés à l'hôpital de la Charité de Lyon avec un mélange de pus
variolique et de lait, ce procédé d'inoculation mi-
tigée aurait une efficacité équivalente à celle du vé-
ritable vaccin, selon le rapport du comité de Lyon.
Est-il vrai qu'il existe un antagonisme entre les ef-
fluves des marais et ceux typhoïdiens ? Les observations recueillies jusqu'à présent aux bords de
l'étang d'Indre-Basse, dans la première vallée longitudinale du Jura et en Algérie, donnent à penser
que l'influence paludéenne ne s'oppose point, dans
les localités marécageuses, à l'invasion des fièvres
graves continues ; seulement elle imprime à ces affections un caractère rémittent très-marqué, qui
réclame comme moyen principal de traitement l'em-
ploi du sulfate de quinine.

*Traitement abortif de la fièvre typhoïde à l'époque
d'incubation.*

C'est encore faire de la prophylaxie, que d'avoir
recours à un traitement préservatif avant l'invasion
de cette fièvre, lorsque les personnes sont placées
au milieu d'un foyer typhoïdien, et qu'elles présen-
tent les signes précurseurs de cette affection, carac-
térisés par la perte d'appétit et de sommeil, le dé-
goût des aliments, mal de tête, courbatures, vertige,
sentiments de faiblesse inaccoutumée, frissons pas-
sagers, sensibilité vive à l'air extérieur, etc. J'a-
dresse cette médication abortive aux deux grandes

surfaces exhalantes de l'économie : la peau, ou la
muqueuse intestinale, afin de faire affluer au dehors,
par une crise artificielle, les fluides imprégnés d'éléments morbifiques, de les soutirer en quelque sorte
du sang, en leur ouvrant une large voie d'élimination,
au moyen des sueurs ou des selles sero-bilieuses qui
ne sont que la sudation interne. La peau est-elle
disposée à la sueur, je la provoque en plaçant le
malade dans un lit chaud ; il boit des infusions de
tilleul ; des cruchons remplis d'eau sont maintenus
sur les côtés du corps à une température élevée pendant 24 heures. En raison de notre climat habituel-
lement froid et humide, de la disposition à la fièvre
muqueuse, qui revet la forme typhoïdienne dans le
plus grand nombre des cas, je conseille, et toujours
dans les mêmes circonstances, la diète, l'usage de
boissons abondantes et du sel de Sedlitz à doses
purgatives pendant deux jours consécutifs ; les résultats heureux que j'ai obtenus m'engagent à recommander cette médication abortive avant l'invasion de la fièvre ; et, d'après les indications que je
viens de donner, elle soustrait à des dangers iné-
vitables un grand nombre de personnes dévouées
à donner leurs soins à des parents typhisés, et con-
tribue puissamment à circonscrire l'infection morbide dans son foyer primitif. Eclairé par des études
spéciales et une longue expérience, je crois n'avoir
rien omis de ce qu'il importe de savoir dans l'ex-
posé des causes de la fièvre typhoïde, de son genre
contagieux au milieu des populations de nos campagnes, après avoir signalé les bienfaits de son traitement abortif.

Projets d'assainissement. — Mesures sanitaires. —
Police médicale et administrative.

Il me reste à indiquer les moyens de préservation
et de prophylaxie ; ils s'appliquent aux assainissements des terrains insalubres, aux personnes char-
gées de donner des soins, aux malades eux-mêmes

et à la surveillance des autorités locales. 1º Il s'agit de creuser, en le redressant, le ruisseau des Jones et celui de Montorge ; tous les deux se réunissent, près de Lemuy, à la source abondante de Fontaine-Marre, et se perdent sur le territoire de cette commune dans les lésines des rochers ; 2º la même opération hydraulique est en voie d'exécution dans une plus grande étendue, de l'Angillon au vallon de Vers ; il est urgent d'abaisser les barrages des moulins établis sur le cours de cette rivière, dans cette localité et au Pasquier, commune voisine ; ces écluses forcent les eaux à remonter en amont, et à s'épandre dans la plaine ; 3º au canton d'Orgelet, dans le val du Vernois, fermé au sud-ouest par un relèvement transversal du sol : les rectifications de la Torreigne, quoique absolument nécessaires, ne remédieront pas à la submersion, à cause de l'ouverture des lésines qui reçoit les eaux de cette rivière ; elle est insuffisante pour absorber les eaux émergées pendant le règne de la saison pluvieuse.

Au-dessous des marnes imperméables qui couvrent le fond de ce bassin oxfordien, est une couche profonde inclinée au sud-ouest, formée de graviers. On comprend le parti que l'art hydraulique peut en tirer, en créant à distance des puisards capables d'absorber les eaux, qui prendraient une voie souterraine semblable à celle qu'elles suivent en traversant les lésines creusées dans les rochers. Dans ces différentes localités, le drainage ou l'établissement de canaux de dessèchement en pierres plates, tracés selon la déclivité du terrain, conduiraient les eaux vers le thalweg, et les puisards du Vernois deviendraient un puissant moyen d'épuration du terrain. 4º Mettre à exécution les travaux d'endiguement du Doubs, sur les points du territoire envahis par les eaux dans les communes du Grand et du Petit-Noir, au canton de Chemin. 5º Pratiquer un canal de dérivation sur une partie du cours de la Loue, dans la plaine de Villers-Farlay, selon le projet de l'in-

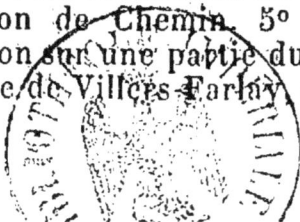

génieur Polonceau Dans un autre temps, je soumis
ces projets au gouvernement; ils reçurent la plus
honorable approbation de M. Dumas, ministre de
l'agriculture, et du comité d'hygiène institué près de
ce ministre. Leur réalisation ne se bornerait pas à
détruire les effets nuisibles causés par l'excès d'hydrométricité, les brouillards, les émanations marécageuses; l'exécution de cette entreprise restituerait
à une bonne culture des terrains improductifs, avec
des récoltes abondantes et de bonne qualité. Lès cultivateurs seraient délivrés du double fléau de la
peste typhoïdienne et des épizooties : cette région
des montagnes serait redevable de ce bienfait inap-
préciable au gouvernement, et aux autorités qui
aideraient les communes dans l'accomplissement de
ces travaux, indispensables à la santé des populations, ainsi qu'à leur prospérité agricole. 6° Je ne
terminerai pas cet article sans recommander expres-
sément aux autorités communales de procéder,
pendant les gelées d'hiver, au curage des canaux,
mares ou réservoirs d'eau placés dans les villages,
et d'en faire transporter immédiatement la vase
loin des habitations. Pour les mêmes motifs de
salubrité, il serait à désirer que le conseil général
du Jura émît le vœu définitif de restituer exclusivement à la culture les étangs de la plaine de ce
département, dont les barrages seraient abattus,
tout en donnant un écoulement aux eaux.

Constructions.

On ne saurait croire combien les compagnies
d'assurance contre l'incendie deviennent un bienfait sanitaire. L'indemnité accordée aux incendiés
les encourage à donner un plus large développe-
ment à l'habitation : en cas de sinistre, les communes et le gouvernement devraient venir en aide aux
incendiés avec moins de parcimonie, par une ces-
sion convenable de bois pour les nouvelles constructions, toutefois en exigeant que les tuiles rempla-

çent, pour la toiture, les bardeaux en sapins, afin d'éviter le retour d'autres incendies, et rendre les eaux des citernes plus salubres.

Fumiers, fontaines publiques, puits et citernes.

Il appartient à l'édilité communale que les règlements de police rurale, relatifs aux fumiers, soient rigoureusement exécutés ; les cultivateurs se trouveraient dans la nécessité de les éloigner des maisons, des réservoirs d'eau potable, et du voisinage des sources qui servent à abreuver les communes rurales, sous le rapport de la viciation de ces eaux par les infiltrations des égoûts de fumiers, de l'insalubrité de l'air ambiant et des immondices répandues sur la voie publique. Pour les mêmes motifs hygiéniques, les fosses d'aisances seront établies loin des puits et citernes, de manière à ce que les parties liquides des matières fécales ne s'infiltrent pas dans les réservoirs, qui seront construits en bonne maçonnerie hydrofugée. Dans les pays dont la toiture est en bois, elle se couvre de moisissures et de débris d'insectes, après les sécheresses ; lorsque la pluie survient, la première ondée qui tombe de ces couverts sera détournée des citernes; et, comme je le disais plus haut, on évitera ce mélange impur des eaux en couvrant les maisons avec des tuiles.

Hygiène, prophylaxie, police sanitaire.

Parce que la propreté et la salubrité qui règnent dans les grands hôpitaux, neutralisent la contagion typhique, les médecins de Paris refusent d'admettre cette transmission contagieuse. L'absence de ces mêmes soins hygiéniques parmi les cultivateurs de nos campagnes, nous autorise à avoir une opinion entièrement opposée, telle que nous l'avons émise. Mais il ressort de ce conflit, en apparence contradictoire, un système tout entier de prophylaxie, justifié par les bénéfices de préservation attachés, dans les hospices et les grands établissements publics, à l'exacte observance des lois d'hygiène; nous entrerons à ce sujet dans quelques détails.

La meilleure règle prophylactique serait de s'é-
loigner des foyers typhoïdiens; mais les devoirs so-
ciaux, les affections nous rattachent et retiennent
auprès des malades ; dans cette circonstance, tous
nos soins doivent tendre à atténuer et diviser les matières de nature contagieuse, à les éloigner et neutra-
liser aussitôt qu'elles sont rendues, comme on devra
favoriser leur dissémination dans l'atmosphère quand
elles sont sous forme gazeuse. Il est d'abord im-
périeusement recommandé de séparer les malades,
de les isoler autant que faire se peut ; ils seront
couchés dans une chambre vaste, où l'on donnera
accès à un courant d'air frais, en facilitant son mou-
vement par l'ouverture des fenêtres et même de la
porte lorsque la chambre n'a pas de cheminée. Par
ces simples moyens, on empêche l'accumulation
des vapeurs putrides qui s'élèvent des fébricitants
et de leurs excrétions; les miasmes infectieux se di-
spersent dans l'atmosphère, perdent leur virulence
et par conséquent de leur nocuité. Il serait donc
dangereux de coucher deux ou plusieurs fiévreux
dans le même local : le foyer d'infection ainsi con-
centré acquiert une activité funeste aux malades et
à ceux qui les environnent ; des fumigations, des
aspersions chlorurées auront lieu dans la chambre
du typhisé, où l'on entretiendra la plus exacte propreté, ainsi que sur le malade, dont le linge de corps,
celui de lit et les couvertures seront changés toutes
les fois que le besoin l'exigera. Ces changements
sont souvent nécessités par l'imprégnation des sueurs et des matériaux excrémentiels. Ces effets
devront être immédiatement portés dehors, plongés
dans l'eau froide et placés ensuite au grenier sur
des cordes, afin de les exposer continuellement à
l'action de l'air : il est de la plus haute importance
de jeter dehors les urines, les matières des excrétions, tous les objets qui auront servi aux panse-
ments des plaies et des vésicatoires, avec la précau-
tion de laver immédiatement avec de l'eau chloru-

réc les vases qui les contenaient. On abstergera
avec cette même eau les ulcérations gangreneuses.
Les exhalaisons qui sortent de ces plaies et des excrétions, sont une des causes les plus actives d'infection. Je conseillerai avec Hildenbrand, aux personnes qui se bornent à visiter les fiévreux, de s'ar-
rêter peu de temps auprès d'eux, d'éviter de respirer l'air qui s'échappe de leur lit quand on soulève
les couvertures, et de faire ouvrir les fenêtres avant
leur arrivée ; d'ailleurs il est prudent d'interdire
les communications, pour le moins inutiles, aux personnes qui jusque là sont restées exemptes de cette
fièvre ; pareille recommandation s'adresse spécia-
lement aux filles et garçons qui sont dans l'âge de
puberté ; on les refusera pour donner leurs soins :
la plupart de ces jeunes personnes contractent plus
facilement la maladie, et la communiquent à leur
tour à celles qui viennent successivement les visiter.
Le nombre des assistants sera restreint aux exigen-
ces du service ; on choisira les personnes âgées de
50 ans et au delà ; et mieux encore la préférence
sera accordée aux gens officieux qui, après avoir
éprouvé la maladie, ont acquis le bénéfice de son immunité. Il est conseillé à ceux qui veillent de n'être
jamais à jeûn, d'avoir de la sobriété et de boire du
café à l'eau ; ils ne s'endormiront point auprès du
lit du malade, et ne veilleront que de deux jours
l'un. Il faut éviter de se placer en face de lui afin de
ne point respirer immédiatement son haleine. On
aura l'attention d'avaler le moins possible sa salive
et à plus forte raison de ne point prendre ses repas
dans ce même appartement. Après un pansement
de plaie de vésicatoire, lorsqu'on aura changé le
malade de linge ou de lit, il est très-salutaire de se
laver les mains et de se rincer la bouche avec de
l'eau vinaigrée. — On observera la même prudence
et des précautions semblables dans les rapports
avec les convalescents : ils cessent seulement d'être
des foyers contagieux, lorsque leurs fonctions s'exé-
cutent comme dans l'état de santé, et qu'ils ont pris

un bain de savon afin de se dépouiller la peau des traces laissées par les excrétions morbides.

Soit qu'il y ait guérison ou décès, on brûlera la paille du lit ; les linges de service employés durant la maladie seront jetés dans l'eau. Après avoir aspergé de chlorure de chaux les couvertures et les matelas, on les exposera à l'air extérieur durant 15 à 20 jours. Il faut bien se garder de s'installer de suite dans la même chambre qu'occupait le malade ou le défunt: elle sera largement aérée et chlorurée; on y entretiendra du feu pendant une quinzaine de jours avant de l'habiter. Rien n'est plus propre à répandre la contagion que l'habitude établie dans notre pays de veiller les morts; le maire de la commune contagiée le défendra formellement. Ce magistrat doit prendre des mesures pour que les cadavres soient enlevés du domicile mortuaire, 9 à 10 heures après le décès qui aura été constaté. Avant l'inhumation, le cercueil restera sous le porche de l'église durant les prières que l'église consacre aux défunts. La fosse destinée à recevoir le cadavre aura 1 m. 60 cent. de profondeur; on la recouvrira d'une couche de chaux vive. Les devoirs de l'autorité locale grandissant en proportion de la gravité de l'épidémie qui afflige sa commune, au commencement, et sans laisser à l'infection le temps de faire des progrès, elle doit provoquer de la part de M. le sous-préfet de l'arrondissement l'envoi du médecin chargé des épidémies. Celui-ci est la sentinelle avancée qui surveille l'invasion, la marche et les caractères des maladies populaires ; il rédige avec précision des instructions relatives aux moyens de préservation ; M. le desservant les publie le dimanche après l'office. Le peuple est imprévoyant, on ne doit pas lui dissimuler les périls qui l'environnent; mais en même temps qu'on le tire de son incurie et de sa trompeuse sécurité, le médecin fait briller à ses yeux l'espoir consolant de la cessation prochaine du fléau épidémique. Toutefois, avec le concours des soins hygiéniques, bien compris et d'une facile exécution, de son côté le

máire ne manquera pas de rassurer les populations
alarmées et de ramener dans leur sein la sécurité,
en les avertissant qu'il ne peut exister d'inquiétudes
réelles, qu'autant que les habitants négligeront les
précautions propres à prévenir l'infection miasmatique, et à l'expulser du corps par le traitement abortif lorsque l'occasion s'en présente. Tous ces conseils
et ces mesures sanitaires seraient le plus souvent
sans résultats avantageux, si leur exécution n'était
pas assurée par le zèle des sœurs de charité. Au
milieu des scènes de deuil et de désolation, les pay-
sans, livrés à une sorte de fatalité, repoussent tous
les secours ; ces dames seules leur inspirent la con-
fiance dans les moyens employés ; elles veillent à
l'administration des médicaments, à l'observation
rigoureuse de la salubrité et à l'opportunité des
agents préservatifs de la maladie ; le maire doit aussitôt invoquer leur assistance, et solliciter de M. le
sous-préfet la mission charitable et pleine de dé-
vouement de ces dames, sans lesquelles les soins et
les prescriptions des médecins perdent une grande
partie de leur efficacité. Un dépôt de médicaments
les plus usuels serait mis à la disposition de M. le
maire, avec un secours en argent destiné à procurer
aux indigents du bouillon, des aliments convenables
durant les premiers jours de la convalescence. La
vigilance des autorités ne s'arrêtera pas aux mesures
de salubrité que je viens d'indiquer ; elles doivent
s'efforcer de prévenir l'occasion qui donne le plus
souvent naissance dans nos campagnes aux affections
contagieuses typhoïdes ; une fois que notre organisation est imprégnée de ce miasme, les voyages,
l'éloignement des personnes infectées ne sont point
un obstacle à l'invasion de la fièvre: elle se développe, suit ses phases. C'est à cette circonstance que
nous devons l'extension des foyers de cette maladie.
Témoin de cette funeste propagation par les domestiques et les étrangers qui portent le mal en incubation, et se rendent d'un pays infesté dans un autre
exempt de cette contagion, il ne me reste plus à ce

sujet qu'un vœu à former : il consiste à exiger de chaque serviteur étranger au pays, qui vient prendre un service nouveau dans une commune, d'être porteur d'un certificat authentique, dans lequel le magistrat constaterait qu'il n'existe point de fièvre typhoïde dans la famille et le village habité par le domestique au moment de son départ de ce lieu.

Dans un sujet aussi grave, qui intéresse la santé de la plus grande partie de nos communes, on ne saurait s'environner de trop de précautions. *Ubi de morbis contagiosis agitur, numquam satis cavemus, dum cavemus.*

Combien de calamités épidémiques seraient évitées au moyen de cette simple formalité ! Je suis à même d'en citer beaucoup d'exemples, tirés de ma longue pratique : un domestique à son arrivée peut être convalescent de la fièvre typhoïde, et conserver sur lui le germe infectieux, ou bien il le porte en incubation. Que cette fièvre se déclare chez lui avec les symptômes caractérisques, et l'on appréciera toute l'étendue des dangers qui menacent une famille nombreuse à l'occasion de l'arrivée de ce serviteur ou d'un ouvrier étranger. Un certificat de santé est une mesure obligatoire pour l'introduction du bétail venu d'un autre pays : je m'étonne que ce simple moyen de prudence soit négligé, quand il s'agit de la conservation et de la santé des hommes !

Au moment où le chef de l'État donne l'exemple des assainissements dans les marais de la Sologne, que la haute administration impériale, propice à l'agriculture, provoque des recherches sur la préservation de la péripneumonie épizootique du gros bétail, je crois aller au-devant de la sollicitude du gouvernement en publiant ce mémoire consacré à indiquer les moyens de prévenir, dans les petites localités, l'invasion des épidémies typhoïdiennes qui portent chaque année le deuil et la ruine au sein de ces populations agricoles.

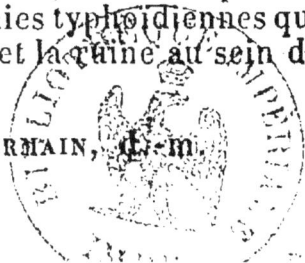

GERMAIN, D.-M.

www.ingramcontent.com/pod-product-compliance
Lightning Source LLC
Chambersburg PA
CBHW060516200326
41520CB00017B/5065